Fiche Administrative

W0463688

Nom ....

Prénom ....

N° Securité Sociale ....

 ....

 ....

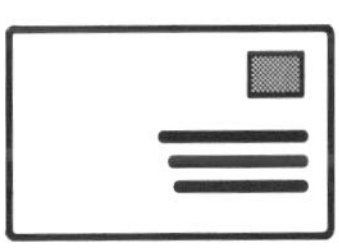 ....

....

....

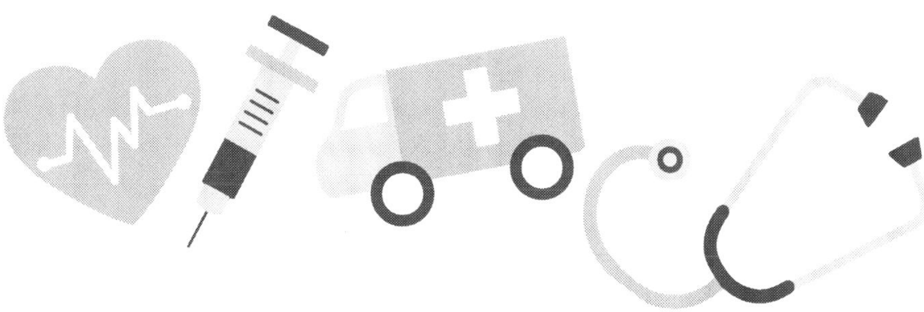

Echelle de Katz

Se laver

1 est capable de se laver complètement sans aucune aide
2 a besoin d'une aide partielle pour se laver au dessus ou en dessous de la ceinture
3 a besoin d'une aide partielle pour se laver tant au-dessus qu'en-dessous de la ceinture
4 doit être entièrement aidé pour se laver tant au-dessus qu'en-dessous de la ceinture

S'habiller

1 est capable de s'habiller et se déshabiller complètement sans aucune aide
2 a besoin d'une aide partielle pour s'habiller au dessus ou en dessous de la ceinture (sans tenir compte des lacets)
3 a besoin d'une aide partielle pour s'habiller tant au-dessus qu'en--dessous de la ceinture
4 doit être entièrement aidé pour s'habiller tant au-dessus qu'en-dessous de la ceinture

Transfert et déplacement

1 est autonome pour le transfert et se déplace de façon entièrement indépendante, sans auxiliaire(s) mécanique(s), ni aide de tiers
2 est autonome pour le transfert et ses déplacements moyennant l'utilisation d'auxiliaire(s mécanique(s) (béquille(s), chaise roulante, ...)
3 a absolument besoin de l'aide de tiers pour au moins un des transferts et/ou ses déplacements
4 est grabataire ou en chaise roulante et dépend entièrement des autres pour se déplacer

Aller à la toilette

1 est capable d'aller seul à la toilette, de s'habiller ou de s'essuyer
2 a besoin d'aide pour un des trois items : se déplacer ou s'habiller ou s'essuyer
3 a besoin d'aide pour deux des trois items : se déplacer et/ou s'habiller et/ou s'essuyer
4 a besoin d'aide pour les trois items : se déplacer et s'habiller et s'essuyer

Continence

1 est continent pour les urines et les selles
2 est accidentellement incontinent pour les urines ou les selles (sonde vésicale ou anus artificiel compris)
3 Est incontinent pour les urines (y compris exercices de miction) ou les selles
4 est incontinent pour les urines et les selles

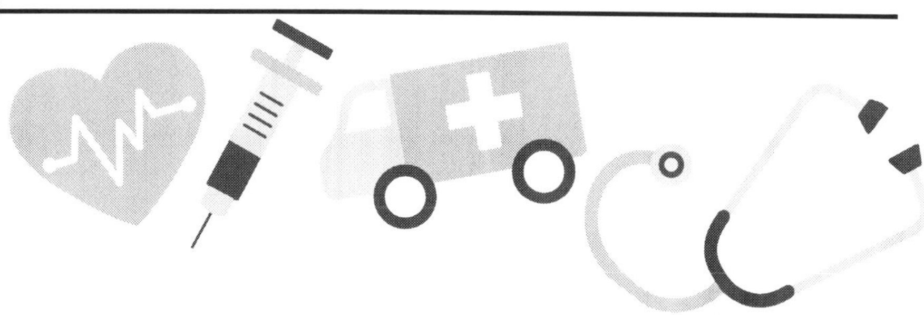

Manger

1 est capable de manger et de boire seul
2 a besoin d'une aide préalable pour manger ou boire
3 a besoin d'une aide partielle pendant qu'il mange ou boit
4 le patient est totalement dépendant pour manger et boire

Date de début de soin .... / .... / ....
Pour une période qui se termine .... / .... / ....
Score: .... /.......... / .... / .... / ....
en cas de score 2 pour le critère de continence :
une combinaison de l'incontinence d'urine nocturne et de l'incontinence d'urine occasionnelle durant la journée a été constatée chez le bénéficiaire ○ oui ○ non
Sur base de l'échelle d'évaluation reprise ci-dessus, le forfait A / forfait B / forfait C est demandé
Signature infirmière:

Date de début de soin .... / .... / ....
Pour une période qui se termine .... / .... / ....
Score: .... /.......... / .... / .... / ....
en cas de score 2 pour le critère de continence :
une combinaison de l'incontinence d'urine nocturne et de l'incontinence d'urine occasionnelle durant la journée a été constatée chez le bénéficiaire ○ oui ○ non
Sur base de l'échelle d'évaluation reprise ci-dessus, le forfait A / forfait B / forfait C est demandé
Signature infirmière:

Date de début de soin .... / .... / ....
Pour une période qui se termine .... / .... / ....
Score: .... /.......... / .... / .... / ....
en cas de score 2 pour le critère de continence :
une combinaison de l'incontinence d'urine nocturne et de l'incontinence d'urine occasionnelle durant la journée a été constatée chez le bénéficiaire ○ oui ○ non
Sur base de l'échelle d'évaluation reprise ci-dessus, le forfait A / forfait B / forfait C est demandé
Signature infirmière:

Evaluer le risque de chute de la Personne Agée

- [ ] Age supérieur à 80 ans
- [ ] Sexe féminin
- [ ] Utilisation d'aide à la marche (déambulateur, cannes, ...)
- [ ] Besoin d'assistance pour les activités de base
- [ ] Déficit de la force du système musculo-squelétaire
- [ ] Problèmes au niveau des pieds
- [ ] Perte de l'équilibre et perturbation de la locomotion (comme un ralentissement de la vitesse spontané de marche)
- [ ] Désorientation lors d'un changement brusque de direction (comme un demi-tour)
- [ ] Nécessité de s'arrêter pour parler
- [ ] Troubles cognitifs, démence de type Alzheimer, désorientation spatiale
- [ ] Dépression
- [ ] Trouble de la vue
- [ ] Incontinence urinaire et/ou nycturie
- [ ] Consommation d'alcool
- [ ] Vertiges

- [ ] Coexistence de nombreux problèmes de santé chroniques
- [ ] Faible Indice de Masse Corporelle (poids en Kg / taille^2 en m^2 --> N = 20 à 25)
- [ ] Maladie aiguë
- [ ] Maladie de Parkinson, arthrose, ostéoporose, séquelle d'AVC
- [ ] Prise de sédatif ou de plus de 4 médicaments

Date: .... / .... / ....

Score: .... / 20

0 2 4 6 8 10 12 14 16 18 20

Pas ou peu de risques — Risque important — Risque majeur

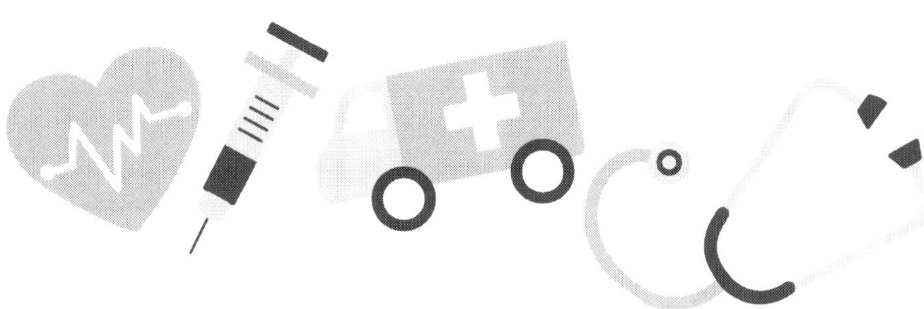

Echelle de Norton
Evaluation du risque d'escarres

Etat général: Etat clinique et santé physique (considérer le statut nutritionnel, l'intégrité des tissus, la masse musculaire, l'état de la peau)

- Bon : état clinique stable, paraît en bonne santé et bien nourri.
- Moyen : état clinique généralement stable, paraît en bonne santé.
- Mauvais : état clinique instable, en mauvaise santé.
- Très mauvais : état clinique critique ou précaire.

Etat mental: Niveau de conscience et orientation

- Bon : orienté, a conscience de son environnement.
- Apathique : orienté (2 fois sur 3), passif.
- Confus : orienté (1 fois sur 2) conversation quelquefois inappropriée.
- Inconscient : généralement difficile à stimuler, léthargique.

Activité: Degré de capacité à se déplacer

- Ambulant : capable de marcher de manière indépendante (inclut la marche avec canne)
- Marche avec Aide : incapable de marcher sans aide humaine.
- Assis au Fauteuil : marche seulement pour aller au fauteuil, confiné au fauteuil à cause de son état et/ou sur prescription médicale.
- Alité : confiné au lit en raison de son état et/ou sur prescription médicale.

Présence d'Escarres au début de la prise en charge			OUI	NON
ETAT GENERAL	**ETAT MENTAL**	**ACTIVITE AUTONOME**	**MOBILITE**	**INCONTINENCE**
Bon 4	Bon 4	Sans Aide 4	Totale 4	Aucune 4
Moyen 3	Apathique 3	Marche avec Aide 3	Diminuée 3	Occasionnelle 3
Mauvais 2	Confus 2	Assis au Fauteuil 2	Très Limité 2	Urinaire ou Fécale 2
Très Mauvais 1	Inconscient 1	Totalement Alité 1	Immobile 1	Urinaire et Fécale 1
SCORE SUP. A 14 : SANS RISQUE			**SCORE INF. A 14 : RISQUE**	
DATE : **SCORE :** .... + ... + ... + ... + ...			**TOTAL** :	
DATE : **SCORE :** .... + ... + ... + ... + ...			**TOTAL :**	
DATE : **SCORE :** .... + ... + ... + ... + ...			**TOTAL :**	

Mobilité: Degré de contrôle et de mobilisation des membres

- Totale : bouge et contrôle tous ses membres volontairement, indépendant pour se mobiliser
- Diminuée : capable de bouger et de contrôler ses membres, mais avec quelques degrés de limitation, a besoin d'aide pour changer de position.
- Très limitée : incapable de changer de position sans aide, offre peu d 'aide pour bouger, paralysie,

contractures.

- Immobile : incapable de bouger, de changer de position.

Incontinence : Degré de capacité à contrôler intestins et vessie

- Aucune : contrôle total des intestins et de la vessie, ou présence d'une sonde urinaire.
- Occasionnelle : a de 1 à 2 incontinences d'urine ou de selles /24 h, a une sonde urinaire ou un Pénilex mais a une incontinence fécale.
- Urinaire ou Fécale: a de 3 à 6 incontinences urinaires ou diarrhéiques dans les 24 h.
- Urinaire et Fécale : ne contrôle ni intestins ni vessie, a de 7 à 10 incontinences/ 24 h.

Antécédents médicaux et/ou chirurgicaux

Date

information ligne 1

information ligne 2

information ligne 3

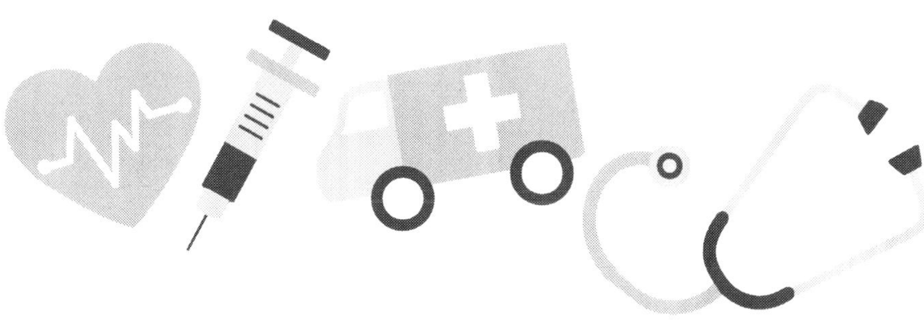

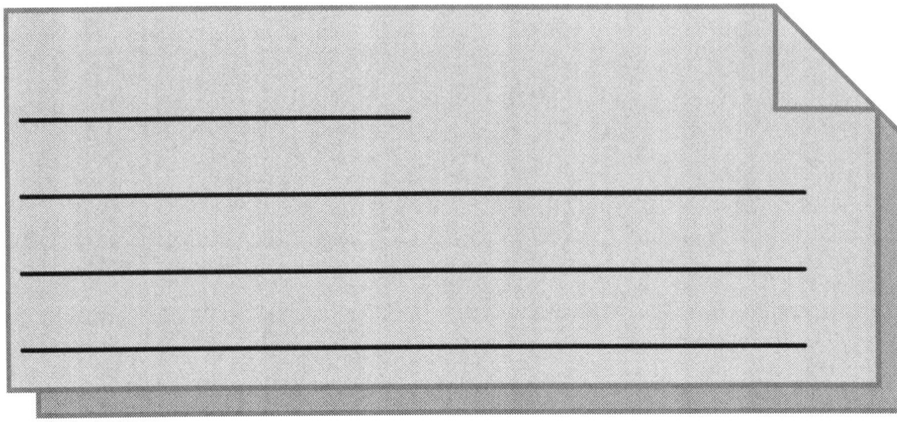

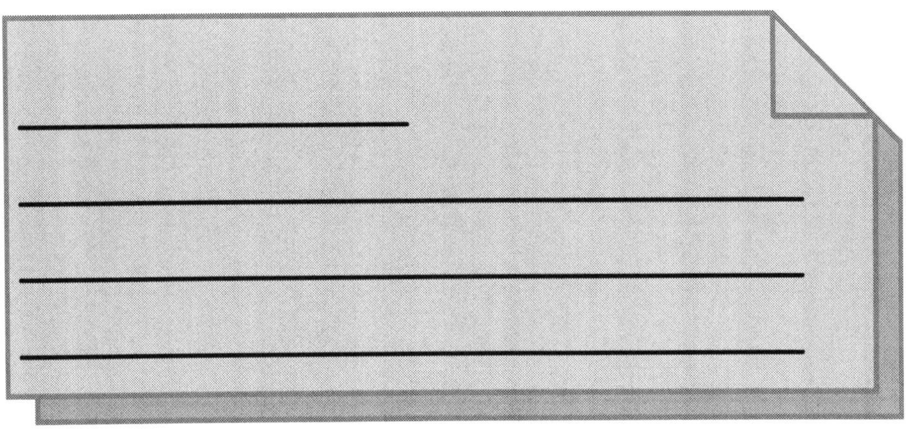

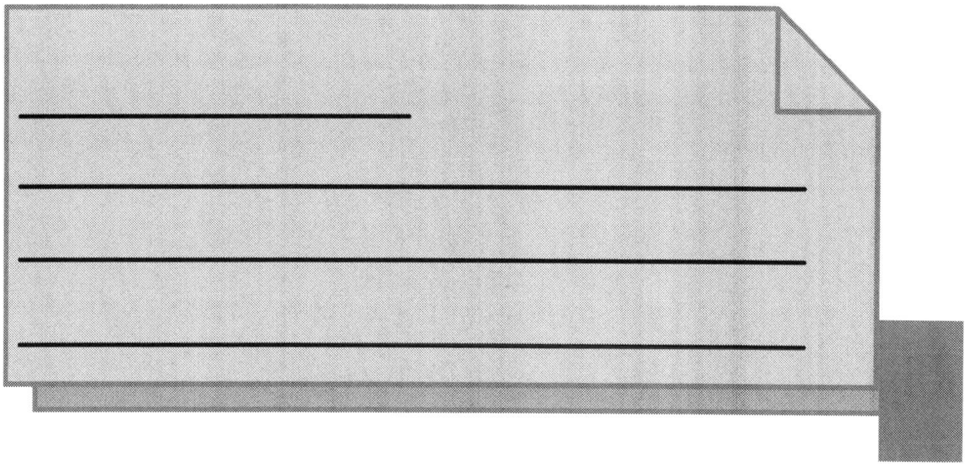

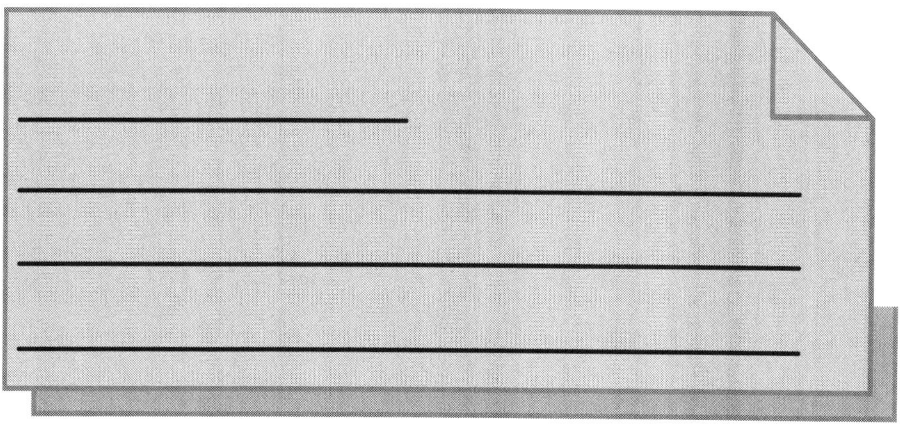

Allergies

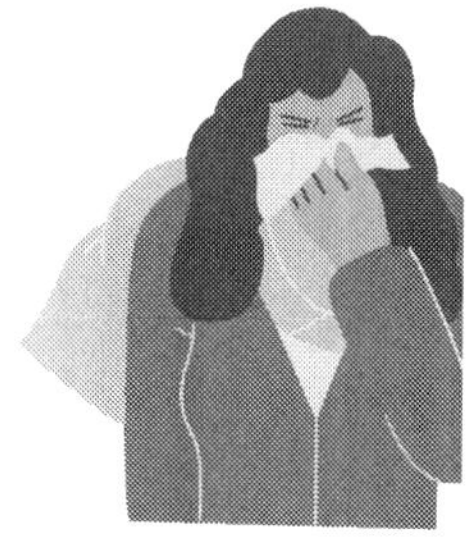

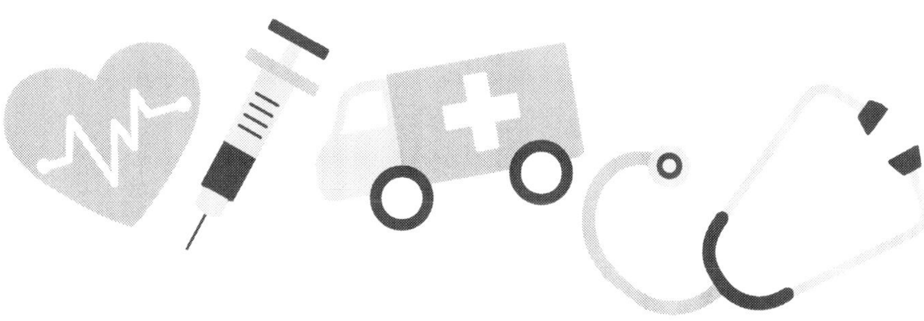

Personnes de contact

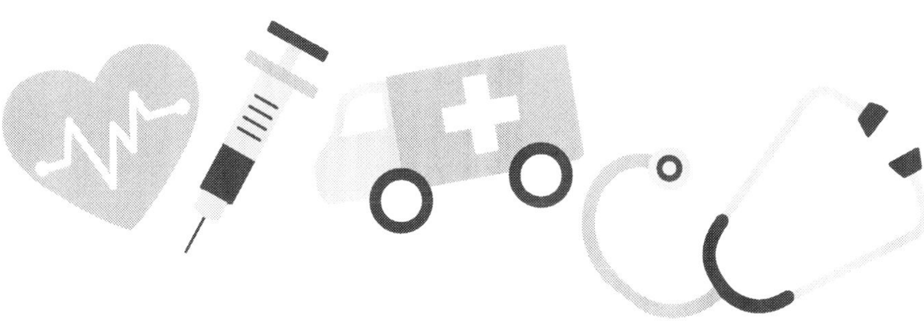

Nom ____________________

Qualité ____________________

☎ ____________________

Nom ____________________

Qualité ____________________

☎ ____________________

Nom ____________________

Qualité ____________________

☎ ____________________

Nom ______

Qualité ______

______

Nom ______

Qualité ______

______

Nom ______

Qualité ______

______

Equipe médicale

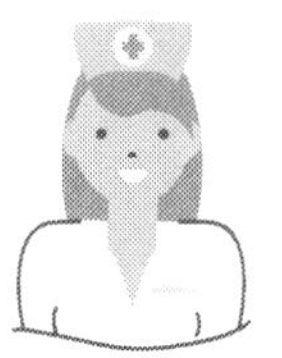

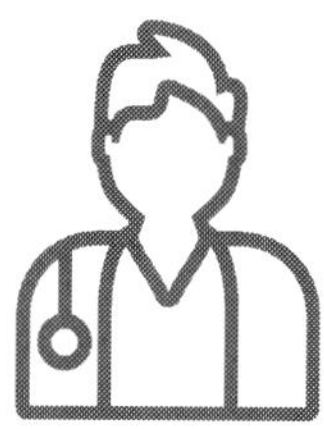

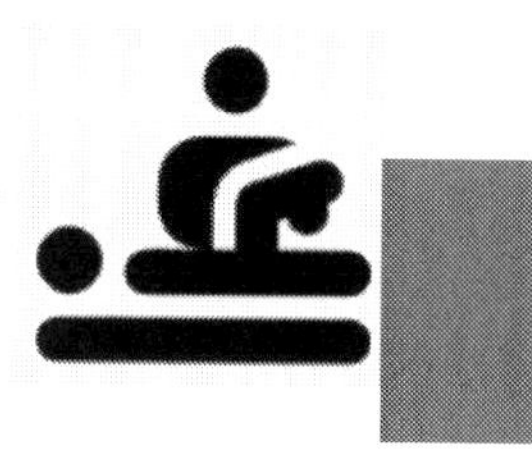

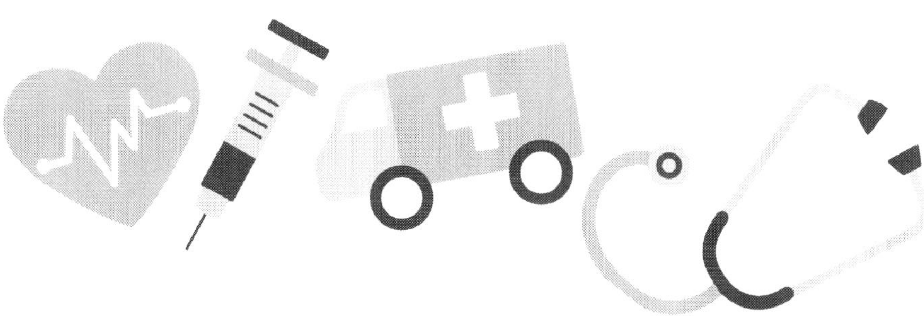

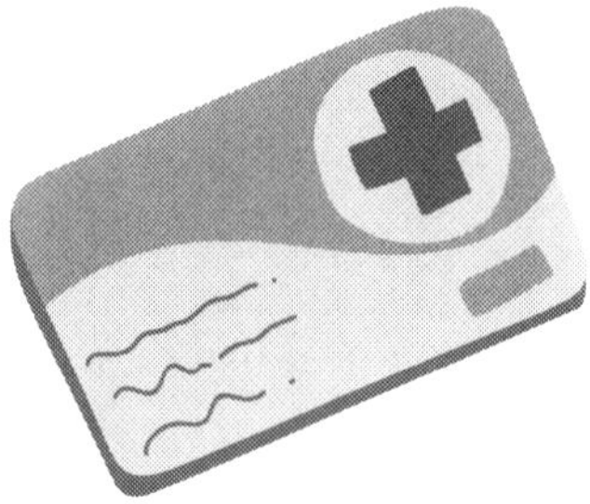

Infirmières

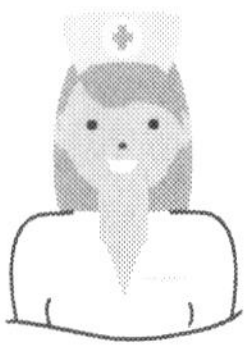

Nom

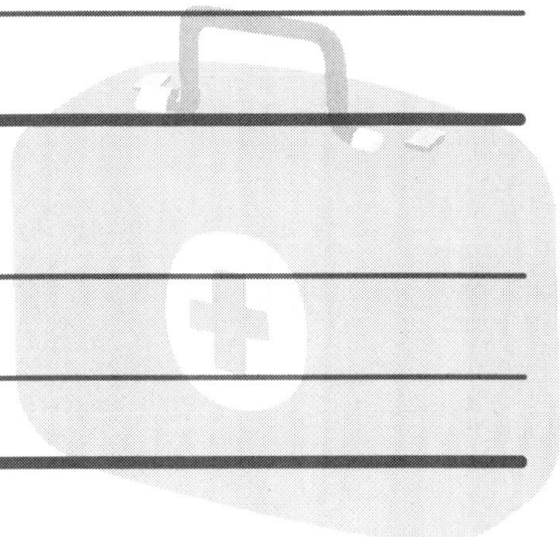

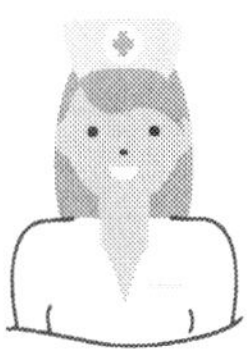

Nom

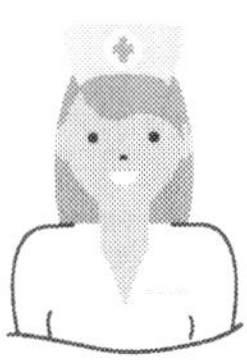

Nom

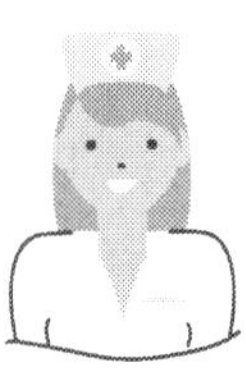

Nom

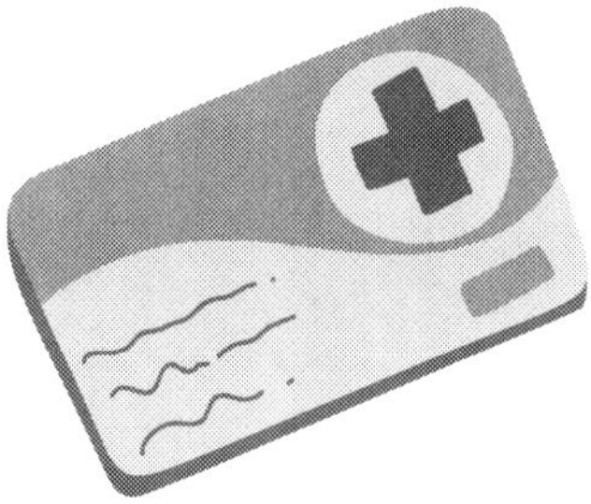

Docteurs

Médecin traitant

Nom ______________________________

☎ ______________________________

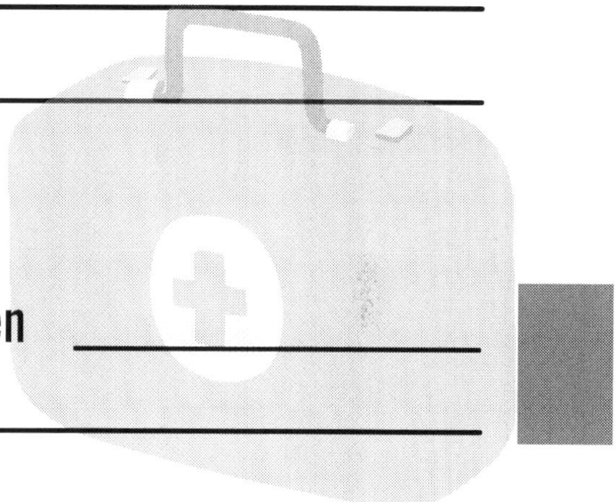

Médecin Spécialiste en ________________________

Nom ______________________________

☎ ______________________________

Médecin Spécialiste en ________________________

Nom ______________________________

☎ ______________________________

Autres

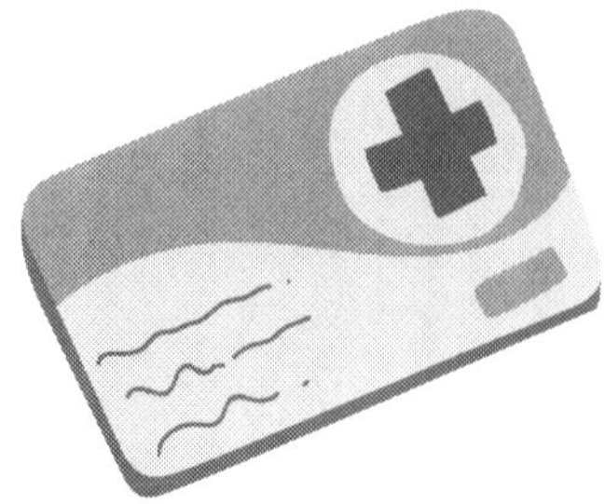

Kinésithérapeute

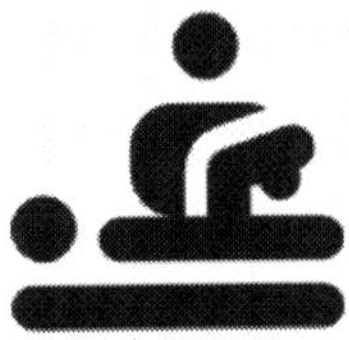

Nom ____________________

____

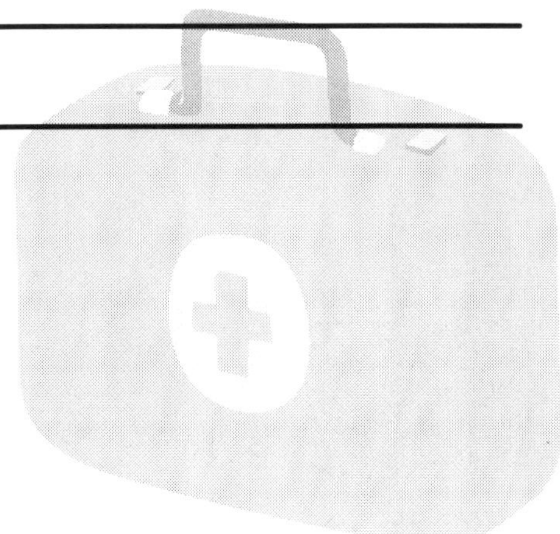

Pharmacien

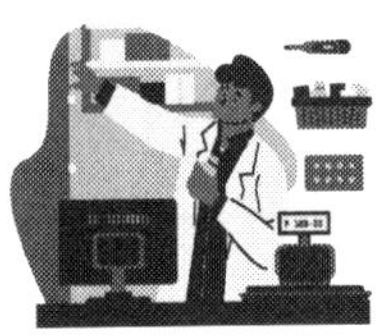

Nom ____________________

____

____

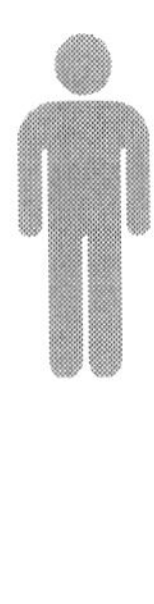

Nom ____________________

____

Feuilles de soins

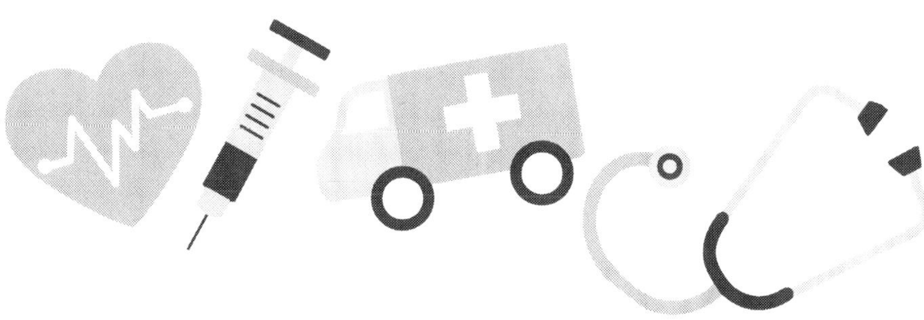

Date	Heure	Toil	Friction	Chaise percée	WC	Lever	Mise au lit	Creme	Mdts	Soins	Observations	U+	S+	Sign

Date	Heure	Toil	Friction	Chaise percée	WC	Lever	Mise au lit	Creme	Mdts	Soins	Observations	U+	S+	Sign

Date	Heure	Toil	Friction	Chaise percée	WC	Lever	Mise au lit	Creme	Mdts	Soins	Observations	U.	S.	Sign

Date	Heure	Toil	Friction	Chaise percée	WC	Lever	Mise au lit	Creme	Mdts	Soins	Observations	U.	S.	Sign

Date	Heure	Toil	Friction	Chaise percée	WC	Lever	Mise au lit	Creme	Mdts	Soins	Observations	U+	S+	Sign

Plan de soins

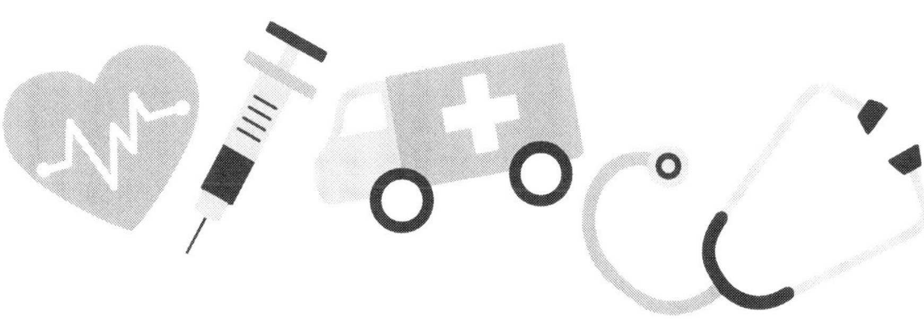

Problèmes	Objectifs	Actions	Evaluations

Problèmes	Objectifs	Actions	Evaluations

Fiche d'observations

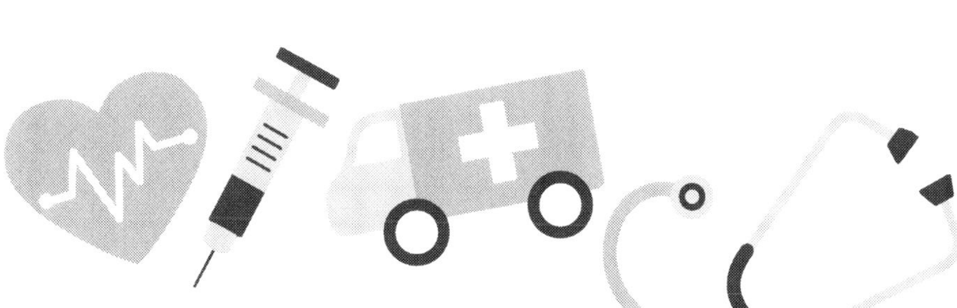

Date	Observations	Signature

Fiche de traitements

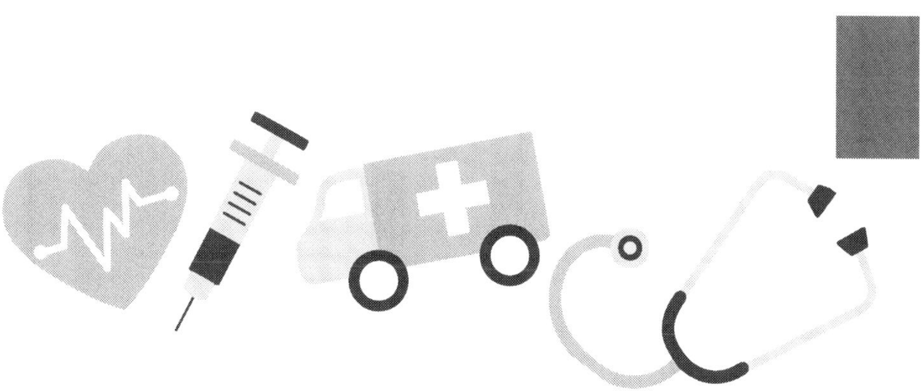

Dénomination	Matin	Midi	Soir	Coucher

Dénomination	Matin	Midi	Soir	Coucher

Dénomination	Matin	Midi	Soir	Coucher